ANÁLISE DO DESENHO INFANTIL:

LIVRO DE ORIENTAÇÃO

ANÁLISE DO DESENHO INFANTIL:

LIVRO DE ORIENTAÇÃO

Marcos Vinícius Vieira Menezes

DEDICATÓRIA

Ao meu querido irmão, dedico este trabalho a você, que se tornou uma referência e desempenha papel importante nos meus projetos, trazendo críticas construtivas e demonstrando altruísmo incomum nos dias atuais, qualidade admirável e inspiradora. Este é um símbolo e tributo à nossa parceria e ao apoio constante que você tem me proporcionado. Obrigado pelo privilégio de ter e contar com você.

Com carinho,
Marcos Vinícius Vieira Menezes.

SUMÁRIO

AGRADECIMENTOS

Agradeço, em primeiro lugar, à minha companhia de vida, que esteve ao meu lado em todas as etapas deste projeto. Seu apoio incondicional e encorajamento foram fundamentais para que eu pudesse alcançar meus objetivos.

Aos meus pais, que sempre me ensinaram a importância da dedicação e da persistência. Mãe, seu exemplo me trouxe até aqui e me serve de modelo para ser uma pessoa melhor todos os dias. Pai, nossa relação se transformou e hoje, além do pai, reconheço em você, um amigo. Saibam que tenho em mim muito de vocês.

Ao meu irmão, que sempre acreditou em mim e me incentivou até nos momentos mais difíceis, exercendo o papel de valoroso amigo e conselheiro. Suas risadas, leveza e apoio foram fundamentais nos meus dias mais difíceis.

Agradeço também a todos meus amigos e demais familiares que, partilharam comigo de momentos únicos de aprendizado e experiência, demonstrando convicção na força desta ideia que por conseguinte, serviu de força motora para materialização deste projeto.

Sinceramente grato,
Marcos Vinícius Vieira Menezes

INTRODUÇÃO

Ao analisar o desenho de uma criança a partir da perspectiva deste material, é importante ressaltar que as crianças frequentemente se expressam por meio da brincadeira, cada uma a sua maneira, devendo ser considerada única, pois parte de um lugar particular. Sendo assim, seus desenhos podem ser uma forma significativa de comunicação do seu mundo privado (pensamentos, sentimentos e emoções).

Aqui estão algumas recomendações e pontos importantes a serem observados ao analisar o desenho de uma criança:

CONTEXTO E IDADE: leve em consideração a idade da criança e o contexto (ambiente) em que o desenho foi criado ou pintado, além do momento do seu desenvolvimento. O desenvolvimento artístico e as habilidades variam significativamente com a idade.

OBSERVAÇÃO DESCRITIVA: é importante aliar os conceitos trazidos no material à uma observação descritiva do desenho. Isso inclui identificar qualquer elemento presente no desenho, tais como: objetos, cores, personagens e qualquer outros elementos, associados ao seu significado para a própria criança, que é o próximo ponto mostrado abaixo.

ANÁLISE SIMBÓLICA: A criança constantemente se utiliza de símbolos, mesmo sem perceber, para representar desejos, sentimentos e/ou preocupações, por isso identificar quaisquer símbolos ou temas recorrentes retratados no desenho é fundamental.

CORES E EMOÇÕES: as cores escolhidas pela criança e como elas podem refletir emoções podem e devem ser consideradas, mas não podem ser analisadas isoladamente. Recomenda-se mostrar algumas cores para a criança antes, perguntando a emoção ou sentimento que cada uma desperta nela e tomar nota para comparar os conceitos trazidos neste livro, no capítulo V.

Por exemplo, cores vivas podem indicar alegria, enquanto cores escuras podem sugerir tristeza ou medo, mesmo assim, uma mesma cor, pode assumir representações diferentes, pois a criança pode criar em sua experiência uma relação única com cada cor, principalmente se a cor estiver ligada a algo marcante para ela.

DETALHES E FOCO: observar quais elementos a criança escolheu destacar ou focar no desenho pode fornecer ideias valiosas acerca das suas preferências e prioridades. Por isso, ao observar a construção de um desenho ou pintura, considere anotar a ordem de escolha dos elementos desenhados ou escolhidos.

Ao colorir uma figura busque entender o motivo pelo qual aquela figura foi escolhida pela criança, registre quais cores foram escolhidas e ordem que cada uma foi selecionada. Busque entender quais tons ou cores se repetem, se há algum padrão nas escolhas das figuras e em quais elementos ela mais se dedica.

COMPOSIÇÃO E ESPAÇO: a proximidade ou distância entre elementos desenhados pode ser significativa. Avalie a organização dos elementos no desenho e a relação dos personagens, caso haja figuras humanas, e dos objetos.

HISTÓRIA (NARRATIVA): convide à criança a contar sobre o desenho e incentive a narrar uma história a partir do que ela criou. Isso ajuda a entender o que o desenho representa em sua mente.

Não afirme ou tire conclusões sobre o que ela disse, ouça e caso algo na história chame sua atenção, pergunte sobre o contexto ou situação que a fez pensar daquela forma, ou seja, qual a referência daquilo que foi narrado por ela.

ALTERAÇÕES NOS PADRÕES AO LONGO DO TEMPO: compare os desenhos ao longo de um determinado intervalo de tempo, se disponíveis. As mudanças das preferências ou prioridades, seja na escolha das cores, dos temas ou escolha dos elementos, por exemplo, podem dar indicativos do desenvolvimento da criança, alterações no seu padrão emocional ou experiências sociais.

ESTEJA PRESENTE COM RESPEITO E EMPATIA: mantenha sua atenção à criança, uma atitude de consideração a ela, não observe a partir da sua história, dos conceitos ou valores que adquiriu no decorrer de sua vida, procure entender a partir do olhar da criança e como ela entende seu próprio mundo. Fazer suposições precipitadas ou avaliações pode não ajudar no aproveitamento deste material.

AMBIENTES ONDE A CRIANÇA ESTÁ INSERIDA: considere os diversos contextos onde a criança convive com outras pessoas, tais como familiar e escolar, por exemplo. Os ambientes onde a criança está inserida tendem a influenciar nas ilustrações e podem compor suas criações. Procure incentivar a criança a dizer sua percepção sobre cada ambiente e observar como ela retrata o que desenhou.

A análise dos desenhos das crianças pode mostrar mensagens e os significados simbólicos contidos neles. Permitir que as crianças se expressem por meio dos desenhos, porém sem imposições é fundamental para que sua relação com a criança seja fortalecida e o ambiente contribua para uma atmosfera de confiança e segurança.

As crianças estão em processo de desenvolvimento e sua expressão de pensamentos, sentimentos e emoções por meio de atividades lúdicas, ou seja, brincadeiras que estimulem a criatividade, como a música, dança, esportes, dentre outras. Sendo assim, é possível adaptar as atividades do desenho e utilizar dos conceitos deste material em outros tipos de atividades utilizando os elementos contidos aqui.

A análise dos desenhos pode ser comparada à grafologia, um estudo que visa fornecer informações sobre a personalidade da pessoa através da maneira como ela escreve. Sugere-se oferecer condições para que a criança esteja estimulada durante a atividade e propiciar condições básicas para mantê-la motivada.

Antes de propor qualquer atividade à criança é necessário garantir que ela esteja disposta fisicamente para realiza-la, que ela perceba que o ambiente oferecido é seguro para sua expressão, que ela está sendo considerada no que desenha e naquilo que diz, sem foco estético. Para isso faça perguntas abertas e adaptadas a sua idade e compreensão.

Em resumo, este é um material exploratório e investigativo, portanto qualquer diagnóstico deve ser realizado por profissional autorizado e com competência para isso. Aqui você encontrará informações sobre a análise de desenhos infantis e oferece conceitos para entender a criança. Em caso de dúvidas, encaminhe o caso para um profissional em saúde mental.

CAPÍTULO I

A CRIANÇA ENTRE OS 2 E 6 ANOS?

A CRIANÇA DOS 2 AOS 4 ANOS
(FASE PRÉ-ESCOLAR)

As informações dadas aqui servem como referência, sendo baseadas em diversos estudos e livros listados, podendo ser encontradas nas referências bibliográficas deste livro. Destaca-se a necessidade de considerar a particularidade de cada pessoa e para fins diagnósticos, um profissional autorizado deve ser consultado.

Durante a fase pré-escolar, os desenhos da criança aparecem, geralmente, como rabiscos e traços, são as chamadas garatujas[1]. À medida que é estimulada, no processo de desenvolvimento, ela pode começar a reconhecer e representar simples objetos, tais como: casas, figuras humanas, ainda com as características próprias da fase (abstratas), podem reconhecer e representar também flores e formas simples.

Nesta fase as cores podem ser usadas livremente e não necessariamente são a representação dos objetos reais. Os desenhos aparecem frequentemente relacionados aos eventos marcantes para a criança, suas experiências socioemocionais e com maior valor para ela, como brincadeiras, família, dentre outros.

---

[1] Entende-se como garatuja os rabiscos feitos pelas crianças entre o primeiro e quarto ano de vida da criança. Quando as crianças conseguem segurar com firmeza o lápis, canetas e/ou giz, as garatujas são seus grafismos primários de suas representações e expressões criativas não aparecem efetivamente como na realidade material. Por exemplo, ao perguntar uma criança do que se trata o desenho, você poderá ver vários rabiscos, mas a criança provavelmente te responderá que os rabiscos que você vê, para ela, se trata daquilo que ela tentou reproduzir/representar.

A CRIANÇA DOS 4 AOS 6 ANOS
(FASE DOS ANOS INICIAIS)

Nesta fase as crianças tendem a começar reproduzir ou representar objetos e pessoas de maneira estética mais reconhecível, embora ainda desenvolvendo a precisão.

Cores são usadas com representatividade maior, demonstrando cada vez uma proximidade maior com o mundo exterior. Mesmo assim, não necessariamente, podem corresponder às cores reais dos objetos. Nesse sentido, a imaginação tende a crescer e pode ser vislumbrada com a criação de mundos imaginários e histórias.

Pode haver uma tendência a aumentar a representação de temas relacionados a pessoas com quem a criança convive, como a própria família, amigos e até animais de estimação.

O QUE É ESPERADO PARA CRIANÇAS ENTRE 2 e 6 anos?

A análise de um desenho ou pintura pode ser realizada levando em consideração vários fatores que ajudam a compreender a expressão artística e possivelmente a relação com a personalidade e o comportamento de quem o criou.

Veja na próxima página alguns dos fatores mais comuns incluem:

CAPÍTULO II

O QUE A LOCALIZAÇÃO E DIREÇÃO DOS ELEMENTOS PODEM INDICAR AO ANALISAR O DESENHO

A posição dos elementos e orientação deles, seja no papel ou entre os elementos desenhados, assim como a utilização do espaço na folha pode conter significados simbólicos e podem ser explorados durante a análise do desenho, trazendo indícios acerca da personalidade da criança.

É importante lembrar que as interpretações podem variar a depender do contexto sociocultural, respeitadas também a individualidade de cada criança. A seguir você encontrará algumas considerações gerais sobre a orientação e localização do desenho e dos elementos ao observar o desenho infantil:

PERIFERICOS E NO CENTRO: quando o desenho feito nas periferias, nos cantos, lados ou próximos da borda da folha podem indicar comportamentos ou características de crianças introvertidas, tímidas ou reservadas. Ao contrário de desenhos centralizados, em que os elementos estão localizados e próximos ao centro do papel, podem sugerir autoconfiança, equilíbrio, ou até tendências para chamar a atenção.

SIMETRICOS E. ASSIMETRICOS: as simetrias em desenhos podem indicar crianças com perfil organizado e equilibrado, de outro modo, desenhos com características assimétricas podem sugerir criatividade, tendências a variação de humor ou desequilíbrio emocional, mas também pode indicar espontaneidade.

UTILIZAÇÃO DE ESPAÇO EM BRANCO: espaços vazios podem indicar crianças de perfil mente aberta. O espaço em branco na folha também é significativo, podendo indicar o nível de organização da criança, grau de controle ou até aspectos que indicam nível de ansiedade na criança.

OS DESENHOS NAS MARGENS: quando os desenhos são feitos próximo das margens do papel podem sugerir a necessidade de liberdade ou sensação de restrição. Isso pode ser pensado em conjuntos com outros fatores, inclusive a personalidade da criança.

DIRECIONAMENTO DO OLHAR: a direção, ou seja, para onde os elementos estão olhando no desenho, pode ter significados. Por exemplo, se uma figura desenhada está olhando para cima, pode sugerir aspirações ou pensamentos otimistas. Se estiver olhando para baixo, pode indicar introspecção ou preocupações.

AS LINHAS E OS TRAÇOS: geralmente as linhas verticais podem indicar questões relacionadas ao equilíbrio e verticalidade emocional, já as linhas horizontais podem se relacionar com questões voltadas para calma e estabilidade.

Reforça-se que este material tem natureza exploratória, portanto a análise e as interpretações não podem ser utilizadas para fins psicodiagnósticos. Deve-se considerar também que um mesmo elemento pode transmitir significados ou até sentidos diferentes. Por isso ao usar as ferramentas exploratórias sugeridas, você coletará informações relacionadas as emoções e comportamentos da criança, considerando também as particularidades de cada criança e os aspectos sociais, culturais e etc.

CAPÍTULO III

ATIVIDADE DO DESENHO LIVRE: COMO APLICAR

Agora vamos para a prática. Siga as orientações abaixo para que o resultado seja o mais proveitoso e exploratório possível. Leia a seguir as etapas abaixo:

ETAPA 1: PREPARAÇÃO

- Prepare o ambiente para que a criança se sinta confortável e segura. Um ambiente acolhedor e sem distrações é fundamental.

- Recomenda-se deixar uma variedade de materiais artísticos à disposição da criança, como lápis para colorir, folhas de papel, canetas, giz de cera e tintas. Não significa que você irá utilizar tudo. Mas ao apresentar a proposta da atividade, você irá estabelecer combinados com a criança e informará que vocês terão oportunidade para usar todos os materiais.

- Deixe tudo preparado para ouvir a criança, mostrar empatia e incentivá-la durante o processo.

ETAPA 2: INTRODUÇÃO E ESTABELECIMENTO DE CONFIANÇA

- Inicie falando o objetivo da atividade, os combinados e tirando as dúvidas da criança.

- Crie uma relação de confiança com ela, demonstre interesse genuíno por suas ideias e sentimentos, dando credibilidade e considerando a importância daquilo que ela diz.

Garanta à criança que o desenho é dela e somente vocês terão acesso, ela mostrará para você e somente para quem ela quiser mostrar. Os desenhos serão guardados todos no mesmo lugar com você e quando ela quiser, poderá vê-los.

Caso perceba algo que gere preocupações, é recomendado consultar um profissional, para condução adequada. No primeiro momento, é importante que a criança se sinta segura e acolhida. Se perceber resistência ou que a criança não está à vontade, melhor não aplicar, pois a relação de confiança e segurança com a criança pode ficar prejudicada.

ETAPA 3: TEMÁTICA OU PERGUNTA

- Apresente um tema ou pergunta aberta para a criança, por exemplo: "desenhe algo que você gosta muito" ou "desenhe como você se sente hoje". A pergunta precisa ter relação geral com aquilo que você quer analisar, mas não ser específica a ponto de soar invasiva.

Lembre-se que para toda resposta, deve haver uma pergunta anterior, então a preparação é importante para que o objetivo seja cumprido.

Permita que a criança escolha livremente o que deseja desenhar, dando-lhe o controle sobre o processo criativo. Não a interrompa durante a atividade, independentemente se ela sair do tema proposto ou da pergunta geral feita, somente observe e considere isso quando for analisar o desenho.

Apesar da proposta de atividade ser de DESENHO LIVRE, para que a criança se expresse através do brincar (lúdico), ela precisa de um direcionamento, da mesma forma, que ao interromper a criança durante o desenho você pode deixar de considerar a possibilidade de que aquilo que você vê ou percebe é diferente para a criança. Ou seja, o que para ela pode se a representação de um objeto, para você pode parecer outra coisa.

ETAPA 4: DESENVOLVIMENTO DO DESENHO

- Deixe a criança criar o desenho à sua maneira, esteja perto e no mesmo nível da criança, pois a criança precisa perceber que a relação com você, naquele momento, não é de poder em relação a ela. Não intervenha muito ou dê instruções rígidas.

- Esteja presente para acolher as dúvidas ou questionamentos dela, mas procure não responder. Busque entender a origem das perguntas e incentivá-la a trazer situações parecidas para que ela chegue nas próprias conclusões. Você pode oferecer suporte técnico, mostrando como misturar cores ou fazer linhas.

- Evite comparar, julgar ou criticar o desenho da criança. Qualquer expressão artística é válida.

ATENÇÃO ANTES DA PRÓXIMA ETAPA

Ao conversar com uma criança, antes de analisar um desenho, é importante fazer perguntas cuidadosas, baseadas na história que a criança conta sobre seu desenho. Evite perguntas baseadas em suposições ou perguntas que demonstrem intenções premeditadas. Ao fortalecer sua relação com a criança, gradativamente ela se permitirá ser acessada por você, pois verá em você segurança para compartilhar suas ideias expressas no desenho, sua representação e o sentido que a mesma está dando.

Demonstre total atenção e interesse ao que está sendo dito, incentivando a criança a falar. É recomendável, tomar nota após a criança responder, mas não é recomendável fazer isso enquanto a criança está te explicando sobre o desenho, ela deve entender que está tendo sua atenção, sendo escutada e considerada naquilo que diz.

ETAPA 5: DISCUSSÃO E REFLEXÃO

- Comece uma conversa aberta sobre o desenho da criança com perguntas do tipo: "o que você desenhou?", "me conte sobre seu desenho" ou "porque você escolheu essas cores e desenhou isso?"

- Observe e ouça atentamente as respostas dadas pela criança, você também pode fazer perguntas adicionais para explorar seus sentimentos e como a criança lida diante de algumas situações.

- Procure não tirar conclusões precipitadas ou tentar interpretar o que a criança diz.

Nas próximas páginas, você encontrará algumas indicações de perguntas e o que é possível observar a partir delas.

1. **"O que é isso que você desenhou? "**

Inicie pedindo uma descrição geral do que foi desenhado, a fim de entender quais figuras ou objetos a criança quis representar.

2. **"Você pode me falar mais sobre isso? "**

Incentive a criança a dar mais detalhes em sua descrição, incluindo detalhes sobre os elementos específicos no desenho.

3. **"O que os objetos/personagens estão fazendo?"**

Busque entender junto à criança as interações e relações entre os elementos. Isso pode revelar a narrativa por trás do desenho e a depender do tema tratado, você pode pedir que a criança dê exemplos para que você tenha condições de explorar mais.

4. **"Por que você usou essas cores?"**

Caso haja cores específicas no desenho, questione o motivo pelo qual ela as escolheu. Isso pode oferecer indicações das emoções associadas às cores.

5. **"Qual a sensação que você tem ao olhar para esse desenho?"**

Procure compreender as emoções que o desenho desperta na criança. Você pode pergunta-la como ela se sente com relação a cada elemento e à história contada através da sua obra.

6. **"Você estava pensando em algo enquanto fazia esse desenho?"**

Tente descobrir se a criança teve alguma inspiração ou pensava em algo específico ao criar o desenho.

7. **"Isso te lembra algo igual ou parecido?"**

Pergunte se o desenho tem ou pode ter relação com algo que ela tenha vivido recentemente ou até onde ela viu algo do tipo.

8. **"Você gosta de colorir e desenhar? "**

Questione o interesse da criança em atividades como a que ela acabou de fazer. Isso pode ajudar a entender seu envolvimento com a atividade e você ainda pode explorar os motivos ou experiências de prazer/desprazer associados a atividades do mesmo tipo.

9. **"Se o seu desenho fosse uma história, como ela seria? Você gostaria de contar uma história sobre esse desenho?"**

Estimule a criança a criar uma narração/conto/história em torno da sua representação, pois isso pode revelar pensamentos, ideia ou as opiniões da criança. Lembre-se que suposições ou questionamentos invasivos podem interferir no objetivo e ameaçar a atmosfera de segurança e confiança criada até aqui.

10. **"Há algo que você queira explicar sobre o desenho que você fez?"**

Dê à criança a possibilidade de compartilhar qualquer informação que ela considere importante sobre o desenho. É importante acolher o que ela está dizendo, considerando o que ela está dizendo com a seriedade e respeito.

Tome nota após ouvir atentamente e em outro momento. Veja nas próximas páginas o formulário para anotação das respostas.

ETAPA 6: LEGITIMAR E REFORÇAR

- Para demonstrar a validade do que a criança diz, você pode dizer coisas como: "é ótimo que você tenha compartilhado isso comigo" ou até "seu desenho é único e especial."

- Reforce como é importante sua comunicação e autoexpressão por meio de atividades assim e dê abertura para que nas próximas, ela traga mais ideias para brincadeira se tornar mais divertida.

ETAPA 7: ENCERRAR E AGRADECER

- Finalize a atividade de maneira positiva. Agradeça à criança por participar da atividade fazendo seu desenho e compartilhando suas ideias.

- Peça um feedback, perguntando o quanto ela gostou, o que ela mais gostou ou se ela não gostou de algo.

- Deixe a criança ciente que você está ali para conversar ou fazer mais atividades futuramente.

APÓS OUVIR A CRIANÇA, TOME NOTA

1. O que é isso que você desenhou?
RESPOSTA:

2. Pode me contar mais sobre isso?
RESPOSTA:

3. O que os personagens/objetos estão fazendo?
RESPOSTA:

4. Por que você escolheu essas cores?
RESPOSTA:

5. Como você se sente quando olha para esse desenho?
RESPOSTA:

6. Você estava pensando em algo especial quando fez esse desenho?
RESPOSTA:

7. Isso lembra alguma coisa que você viu ou experimentou recentemente?
RESPOSTA:

8. Você gosta de desenhar?
RESPOSTA:

9. Você quer contar uma história sobre o desenho?
RESPOSTA:

10. Existe alguma coisa que você queira compartilhar ou explicar sobre o desenho?
RESPOSTA:

ALGUMAS RECOMENDAÇÕES

Espere o intervalo de, pelo menos, 1 (uma) semana para aplicar a próxima atividade. É o tempo necessário para estimular a criança para a próxima brincadeira, para você refletir sobre as respostas dadas por ela e se preparar para refletir sobre quais os pontos a serem observados com mais atenção na próxima atividade.

Lembre-se de que cada criança é única, e o processo de desenho pode variar amplamente de uma criança para outra. O objetivo principal é criar um espaço seguro e de apoio para que a criança se expresse e compartilhe seus pensamentos e sentimentos por meio da brincadeira.

CAPÍTULO IV

ATIVIDADE: COLORIR FIGURAS

Siga as recomendações a seguir para que o resultado seja mais proveitoso e exploratório. Leia as etapas abaixo:

ETAPA 1: PREPARAÇÃO

- Após criar um ambiente propício para criança se sentir confortável e segura, informe que vocês irão colorir uma figura.

- Peça a criança que escolha a figura de sua preferência, apenas uma naquele momento.

- Deixe lápis para colorir de cores variadas. Caso você não tenha muita variedade de cores, você pode utilizar outras opções que possam ser usadas para colorir figuras.

ETAPA 2: OBSERVAÇÃO E INCENTIVO

Acompanhe e observe o comportamento da criança durante a atividade e estimule a sua criatividade, é importante não sugerir qualquer escolha ou ter alguma atitude que gere inibição ou a faça recuar, o objetivo nunca pode ser invadir a privacidade da criança.

Afinal de contas, quando a privacidade de qualquer pessoa é ameaçada, as reações podem gerar significados diversos, inconsistentes e não traduzir a realidade. Deixe que ela decida as cores que irá utilizar e a forma como irá colorir.

ETAPA 3: TOME NOTA

Faça uso as próximas páginas para registrar as informações co-lhidas e observadas.

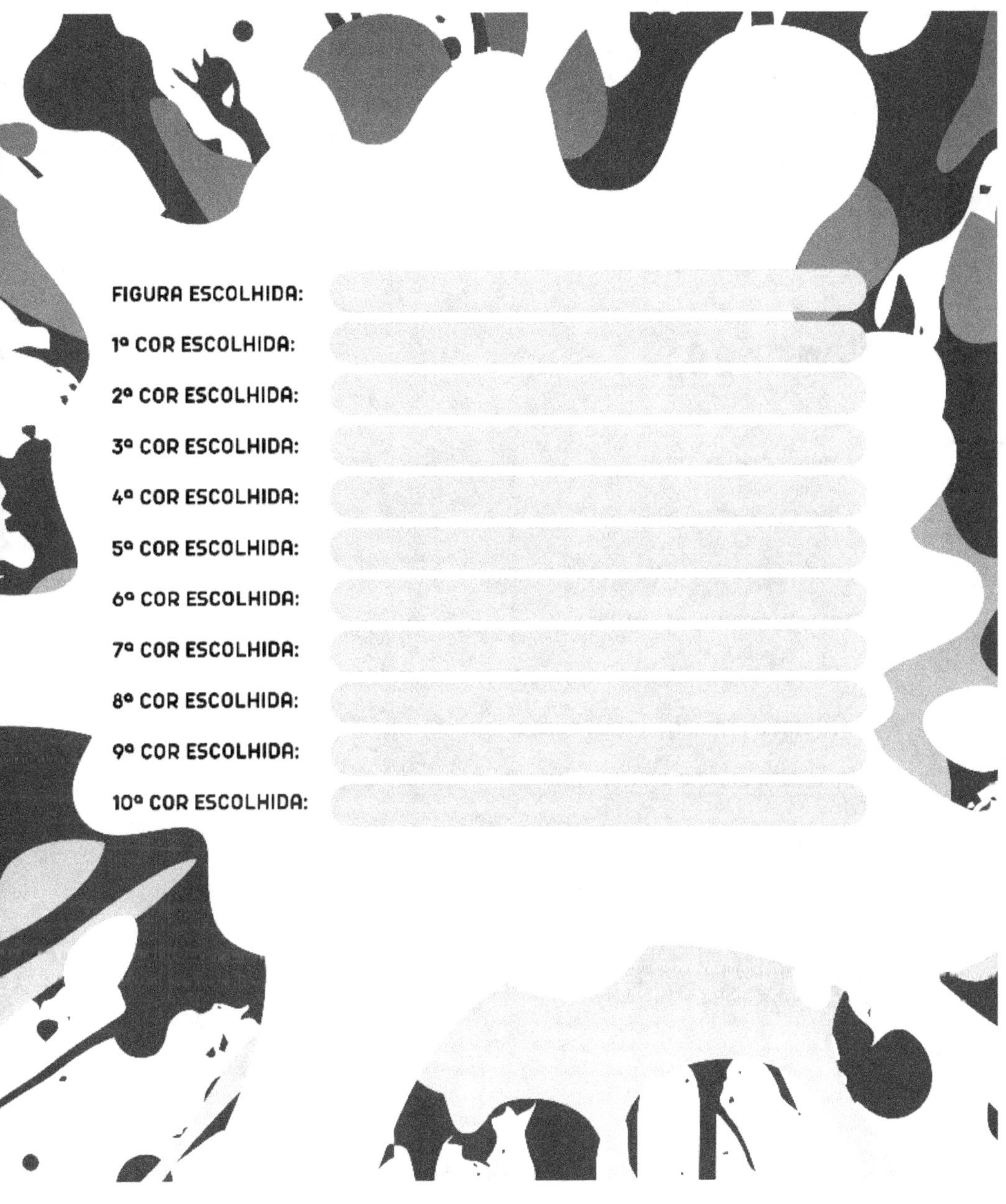

FIGURA ESCOLHIDA:
1º COR ESCOLHIDA:
2º COR ESCOLHIDA:
3º COR ESCOLHIDA:
4º COR ESCOLHIDA:
5º COR ESCOLHIDA:
6º COR ESCOLHIDA:
7º COR ESCOLHIDA:
8º COR ESCOLHIDA:
9º COR ESCOLHIDA:
10º COR ESCOLHIDA:

Continue...

COR MAIS ESCOLHIDA:

COR QUE MENOS GOSTA:

POR QUE ESCOLHEU ESSA FIGURA?:

POR QUE ESCOLHEU ESSAS CORES:

COMO VOCÊ SE SENTIU ENQUANTO ESTAVA COLORINDO:

QUAL COMPORTAMENTO OBSERVADO:

O QUE É ESSA FIGURA PARA A CRIANÇA:

CAPÍTULO V

CONCEITOS IMPORTANTES PARA ENTENDIMENTO E ANÁLISE

AS CARACTERÍSTICAS POR FAIXA ETÁRIA

Os conceitos apresentados a seguir servirão como dicas e sugestões para etapas de preparação. Ao envolver crianças com temas, figuras ou materiais que chamem sua atenção ou se relacionem com suas preferências, maior a probabilidade de interesse, investimento e entrega nos desenhos dela

DOS DOIS AOS TRÊS ANOS:

Durante o período dos dois aos três anos de idade, a experimentação é mais predominante que a expressão. A criança geralmente quer experimentar ferramentas diferentes, como por exemplo: objetos de formas diversas, aquarelas, lápis de cor, etc.

DOS TRÊS AOS QUATRO ANOS:

A expressão através do desenho ganha mais lugar. Em alguns casos, a criança conta o que pretende desenhar antes mesmo de colocar as primeiras linhas na folha.

DOS QUATRO AOS SEIS ANOS:

A escolha das cores tende a ser baseada na realidade (cores geralmente correspondem a cores das coisas). É importante entender quanto tempo a criança se dedica a atividade, pois nessa etapa, é possível que a mesma perca o interesse em desenhar algum tempo depois de começar.

A imaginação está aguçada e por isso os contos de fadas tendem a chamar mais sua atenção. Recomenda-se nessa fase utilizar o desenho associado a temas que façam referência aos contos e que permitam a criança construir histórias que ilustrem a forma como a mesma percebe o mundo ou enxerga as situações.

OS TRAÇOS

O traço em um desenho pode revelar aspectos relacionados a personalidade, podendo indicar características observáveis como: confiança, hesitação, precisão e mais.

Geralmente, traços fracos, que apresentam certa superficialidade ou pouca pressão, podem sugerir hesitação e/ou falta de confiança nos movimentos da criança. Enquanto traços visualmente fortes e precisos, podem estar relacionados com a confiança e segurança.

TRAÇOS DELICADOS E SUAVES

SERENIDADE: traços suaves e delicados podem ser associados a uma sensação de serenidade e tranquilidade.

CALMA: os traços suaves também podem sugerir calma e relaxamento ao fazer o desenho.

TRAÇOS TREMIDOS OU IRREGULARES

ANSIEDADE: traços irregulares ou tremidos podem dar indícios de sensações relacionadas à ansiedade e/ou preocupação.

INSEGURANÇA: eles também podem sugerir insegurança emocional ou falta de confiança.

TRAÇOS FORTES E ARROJADOS

AUTOCONFIANÇA: traços fortes e ousados podem indicar um senso elevado de autoconfiança e autoestima.

EXPRESSÃO: eles podem representar a disposição da criança em expressar suas ideias de maneira ousada.

LINHAS CURVAS

CRIATIVIDADE: linhas curvas podem indicar imaginação, criatividade e fluidez de pensamento.

EMOÇÃO: as linhas curvas também podem estar associadas à emoções suaves e contínuas, como felicidade ou tristeza.

LINHAS ABERTAS E SEM CONEXÃO

INDEPENDÊNCIA: traços que não se conectam podem sugerir questões relacionadas a sensação de independência e individualidade.

COESÃO EMOCIONAL: comumente podem indicar dificuldade para fazer conexão emocional ou até pensamentos dispersos.

LINHAS RETAS E COM ÂNGULOS

RACIONALIDADE: linhas retas e com ângulos podem estar relacionadas a uma abordagem mais lógica e racional para o desenho.

ESTRUTURA: elas podem também sugerir uma tendência à organização e à estruturação.

LINHAS QUE SE CRUZAM OU SE SOBREPÕEM

COMPLEXIDADE: traços que se sobrepõe ou se cruzam podem estar relacionados a perfis com uma mente complexa e multidimensionalidade ao pensar.

CONFLITO: em alguns casos, podem indicar conflitos ou sobreposições de ideias.

AS CORES

É possível identificar algumas associações com as cores frequentemente observadas em desenhos de crianças. Vale lembrar que essas informações possuem como referência alguns estudos que tratam do tema e estão disponíveis nas referências deste livro, é importante considerar que, em alguns casos, essas associações poderão variar dependendo do contexto individual de cada criança, dos conceitos assimilados por ela e que fazem parte do seu repertório.

VERMELHO

PAIXÃO E ENERGIA: o vermelho pode sugerir questões ligadas a paixão e a energia da criança, especialmente se apresentando de maneira vibrante.

RAIVA OU FRUSTRAÇÃO: é possível também que o vermelho seja indicativo de raiva, frustração ou intensidade emocional.

AZUL

TRISTEZA OU MELANCOLIA: o azul, em especial, quando aparecem em tons mais escuros, pode se relacionar com a tristeza, melancolia ou sentimentos de solidão.

CALMA E SERENIDADE: quando aparecem em tons mais suaves, o azul pode estar associado com a calma, tranquilidade e serenidade.

AMARELO

ALEGRIA E FELICIDADE: o amarelo comumente é associado à alegria, felicidade e otimismo.

ANSIEDADE OU ESTRESSE: em determinados casos, o amarelo brilhante pode estar relacionado a ansiedade ou estresse.

VERDE

NATUREZA E CRESCIMENTO: o verde é utilizado frequentemente para representar a natureza e os processos de crescimento, desenvolvimento e renovação.

HARMONIA E EQUILÍBRIO: também pode sugerir harmonia, bem estar e equilíbrio emocional, sensações frequentemente associadas aos ambientes onde o verde é predominante.

ROXO

CRIATIVIDADE E IMAGINAÇÃO: o roxo é associado à criatividade, imaginação e expressão.

MISTÉRIO OU AMBIGUIDADE: em alguns contextos, o roxo pode adquirir um sentido de mistério ou ambiguidade.

LARANJA

ENERGIA E VITALIDADE: o laranja é constantemente usado em representações e estão podem se relacionar à energia, vitalidade e entusiasmo.

ESPONTANEIDADE: a cor também pode ser associada à espontaneidade e desejo de se divertir.

PRETO

MEDO OU ESCURIDÃO: o preto pode ser utilizado para representar a escuridão, mas também pode ser associada ao medo ou a tristeza profunda.

PODER E MISTÉRIO: a cor também pode ser associada a uma sensação de mistério ou poder, a depender do contexto e da associação com outros elementos.

BRANCO

SIMPLICIDADE E PUREZA: o branco quando se apresenta em desenhos pode sugerir inocência, pureza e simplicidade.

ESPAÇO EM BRANCO: a depender do contexto e da associação com outros elementos, o uso em excesso do branco pode sugerir uma lacuna emocional, dizendo de uma dificuldade em expressar emoções ou pouca criatividade.

MARROM

TERRA E NATUREZA: o marrom costuma ser utilizado para colorir ou desenhar árvores, animais terrestres, o solo, além de elementos que estão na natureza e, nesse sentido, frequentemente pode surgir associado à natureza e/ou a terra.

NEUTRALIDADE: considerado por muitas pessoas como uma cor neutra, a criança pode também usá-la quando não há preferências por outras cores específicas.

ESTABILIDADE E SEGURANÇA: a cor pode transmitir algumas sensações, dentre as quais estão a segurança e estabilidade, principalmente quando usado nas representações de terra firme ou casa.

BAGUNÇA OU SUJEIRA: em determinadas situações, o marrom pode ser utilizado representando sujeira, desordem ou bagunça em desenhos de coisas sujas ou lama.

ROSA E MALVA

FEMINILIDADE: o rosa é socialmente conhecido e associada à feminilidade. A escolha dessa cor pode refletir a relação que a criança estabelece com as características ligadas a feminilidade.

TERNURA E DOÇURA: o rosa é costumeiramente associado à doçura, delicadeza e ternura. Aparecem e podem indicar sensações ligadas ao afeto e/ou amor ao produzir o desenho.

CALMA E CONFORTO: os tons mais suaves do rosa e do malva podem sugerir sensações de conforto e calma.

CINZA

FLEXIBILIDADE E ADAPTAÇÃO: o cinza pode apontar para habilidade de se adaptar a diferentes situações, pois se trata de uma cor versátil e que pode se misturar com outras cores.

NEUTRALIDADE: a cor cinza é outra cor socialmente percebida como neutra e como tal, pode sugerir falta de preferência pelas outras cores. Ao mesmo tempo, pode também indicar uma abordagem equilibrada ou até uma ausência de emoções intensas. Para uma análise mais assertiva, a associação com outros elementos é fundamental.

TRISTEZA OU MONOTONIA: em algumas situações, o cinza pode sugerir sentimentos relacionados à monotonia ou tristeza, especialmente quando é usado em excesso.

DESENHOS DE UMA COR SÓ

CLAREZA OU SIMPLICIDADE: desenhos feitos em uma única cor podem indicar simplicidade e clareza. A criança pode estar comunicando uma mensagem direta, daí a importância em avaliar considerando também os outros elementos.

ÊNFASE NO CONTEÚDO: quando a criança utiliza uma única cor, é importante entender se há uma ênfase no conteúdo do desenho ao invés das cores. Isso pode sugerir que a criança está mais focada na representação dos objetos ou ideias específicas do que em usar cores elaboradas.

Recomenda-se que as associações realizadas a partir da análise das cores em desenhos de crianças sejam feitas com cuidado e sensibilidade, respeitando o contexto social e individual da criança, o seu desenvolvimento emocional e a maneira como associa cada um dos conceitos apresentados neste livro. Deve-se levar em consideração padrões apresentados e para isso a comparação e evolução dos desenhos ao longo de um período de tempo é fundamental.

CAPÍTULO VI

ATIVIDADE: DESENHO DE AMBIENTE

Siga as etapas que estão abaixo para que o objetivo proposto possa ser mais exploratório e vá de encontro ao esperado.

ETAPA 1: PREPARAÇÃO

- Após criar um ambiente favorável para a criança ficar à vontade, inicie dizendo que vocês irão brincar de desenhar um ambiente/paisagem/cenário (lembre-se de adequar a linguagem e adaptá-la para melhor compreensão da criança).

- Deixe lápis para colorir de cores variadas, giz de cera, canetinhas coloridas. Lembre-se de utilizar os conceitos apresentados no capítulo I para selecionar materiais que despertem o interesse da criança.

- Utilize o caderno de aplicação onde há folhas em branco para essa atividade.

ETAPA 2: OBSERVAÇÃO E INCENTIVO

Seguindo a mesma lógica, observe o comportamento da criança e estimule sua criatividade, sem sugerir qualquer escolha. Deixe que ela decida sobre as cores e a forma como irá colorir. Utilize as próximas páginas para fazer suas anotações daquilo que observou.

ETAPA 3: TOME NOTA

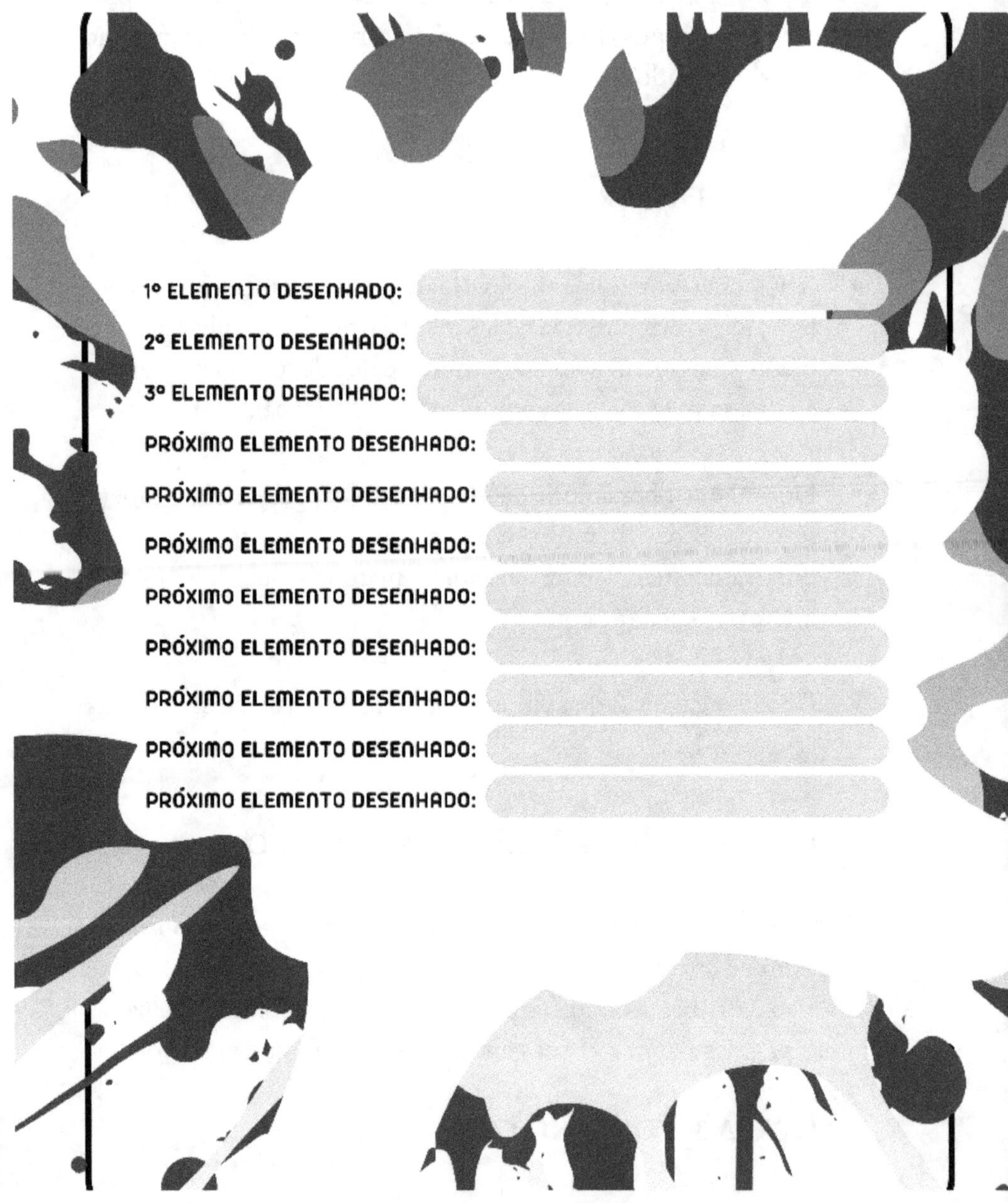

1º ELEMENTO DESENHADO:
2º ELEMENTO DESENHADO:
3º ELEMENTO DESENHADO:
PRÓXIMO ELEMENTO DESENHADO:
PRÓXIMO ELEMENTO DESENHADO:
PRÓXIMO ELEMENTO DESENHADO:
PRÓXIMO ELEMENTO DESENHADO:
PRÓXIMO ELEMENTO DESENHADO:
PRÓXIMO ELEMENTO DESENHADO:
PRÓXIMO ELEMENTO DESENHADO:
PRÓXIMO ELEMENTO DESENHADO:

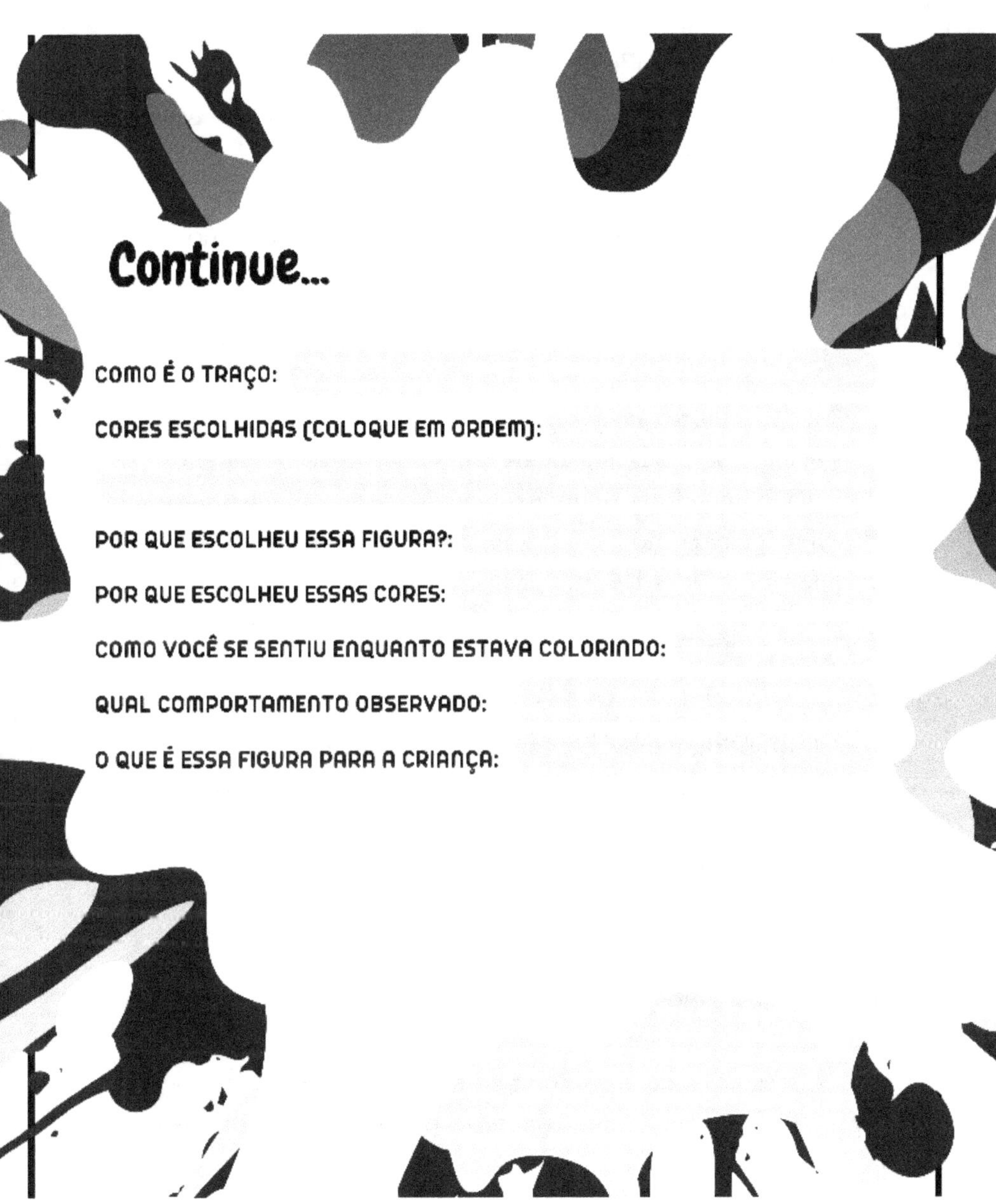

Continue...

COMO É O TRAÇO:

CORES ESCOLHIDAS (COLOQUE EM ORDEM):

POR QUE ESCOLHEU ESSA FIGURA?:

POR QUE ESCOLHEU ESSAS CORES:

COMO VOCÊ SE SENTIU ENQUANTO ESTAVA COLORINDO:

QUAL COMPORTAMENTO OBSERVADO:

O QUE É ESSA FIGURA PARA A CRIANÇA:

ETAPA 4: FINALIZAÇÃO

- Encerre a atividade de forma positiva e perguntando o que ela achou, aproveitando a oportunidade para fortalecer os laços de confiança com a criança.

- **Em outro momento,** observe se há padrões nas respostas dadas e utilize as informações a seguir para comparar os resultados.

Mas se lembre que a sua observação também deve ser comparada aos resultados e pensada a partir da subjetividade da criança, pois em todo ser humano existe uma subjetividade que precisa ser considerada e a maneira como a criança interpreta sua criação e as escolhas que fez, devem ser levadas em consideração.

AVALIE

O comportamento da criança condiz com o que é possível verificar nas informações obtidas através dos conceitos contidos aqui??

☐SIM ☐ NÃO

Consulte as próximas páginas que tratam sobre os possíveis significados associados ao desenho dos elementos.

Não esqueça de considerar como o desenho foi criado, colorido ou pintado, o uso e como se deu a ordem e a escolha das cores pela criança.

CAPÍTULO VII

OUTROS EMENTOS IMPORTANTES PARA ENTENDIMENTO E ANÁLISE DO DESENHO

OS ELEMENTOS

A ÁRVORE

A árvore é um elemento muito comum em desenhos de crianças e pode assumir diferentes significados, dependendo do contexto do desenho e da criança, a árvore pode ser associada e explorada de várias maneiras na criação infantil, incluindo:

NATUREZA E CRESCIMENTO: a árvore constantemente pode representar a natureza e o crescimento. Pode também ser relacionada a conexão da criança com o mundo natural e questões percebidas por ela através da observação de mudança das estações.

IMAGINAÇÃO E FANTASIA: em desenhos com características mais criativas, a árvore pode ser transformada em um cenário como parte ou elemento constituinte de histórias de fantasia, como por exemplo, local de habitação de personagens ou até como uma árvore com características ou funções mágicas.

FAMÍLIA E RAÍZES: em algumas ilustrações, a árvore pode aparecer de maneira análoga a família e as raízes da criança. Cada parte da árvore (as raízes, o tronco e os galhos, por exemplo) pode sugerir relação com membros da família.

SEGURANÇA E ESTABILIDADE: quando representadas como árvores saudáveis e fortes, elas podem sugerir sensações que vão de encontro a estabilidade e segurança na vida da criança.

A CASA

Em desenhos infantis, a casa é bastante retratada e é muito comum ser representada e pode ser analisada de várias maneiras, assumindo uma variedade de associações a depender do contexto do desenho e das emoções da criança. A casa pode ser vista como um símbolo importante e pode sugerir os seguintes significados:

FAMÍLIA E LAR: a casa, em alguns casos, pode ser relacionada a família e também ao lar. É comum que crianças desenhem suas casas para representar a família como um todo ou os residentes dela (a casa).

SEGURANÇA E CONFORTO: a casa pode geralmente ser associada a ideias conforto, segurança e proteção. É possível dizer acerca do desejo da criança de se sentir segura e acolhida em seu ambiente familiar.

ESTABILIDADE E ROTINA: a representação da casa também pode se relacionar à rotina e à estabilidade na vida da criança. Pode refletir a importância da casa como um local significativo em meio a mudanças.

AUTO EXPRESSÃO: a forma como a criança desenha a casa pode revelar também seu estado emocional. Por exemplo, uma casa desenhada com janelas e portas abertas pode sugerir uma tendência para comportamentos extrovertidos, enquanto uma casa fechada pode estar associada com comportamentos de timidez ou reserva.

EXPLORAÇÃO E IMAGINAÇÃO: a criança pode desenhar uma casa em uma árvore, com atributos criativos e com muita imaginação. A casa pode ser associada a um ponto de partida para aventuras imaginárias.

MUDANÇA E TRANSIÇÃO: determinados casos podem sugerir a casa como expressão de sentimentos relacionados a mudanças ou transições na vida da criança, como mudar de casa ou de escola.

Ao avaliar tais elementos, como a casa, e a variedade possível de associações com os sentimentos e comportamentos da criança, é importante considerar os padrões dos desenhos, ou seja, a ênfase ou repetição de determinado tema, sendo possível a exploração junto a criança nas etapas de discussão e reflexão de cada atividade, a fim de validar ou descartar qualquer associação atribuída indevidamente ao desenho.

O SOL

O sol, assim como outros elementos, é comumente observado nas representações da criança e pode ser analisado de várias maneiras, considerados o contexto do desenho e os demais fatores discutidos aqui. O sol geralmente carrega associações positivas e pode ter significados, como:

FELICIDADE E ALEGRIA: é muitas vezes associado à felicidade e à alegria. Sua presença em um desenho pode indicar que a criança está se sentindo feliz e otimista.

LUZ E ESPERANÇA: como socialmente é percebido, o sol também é um símbolo de luz e esperança. Pode representar a ideia de que há um novo dia ou a uma oportunidade vislumbrada.

ENERGIA E VITALIDADE: o sol como fonte de energia, pode assumir relações com a vitalidade e a energia da criança.

CLIMA E ESTAÇÃO DO ANO: o sol pode ser usado para indicar a estação do ano, como o verão, como quando está mais forte e o clima está quente.

ACONCHEGO E CONFORTO: também pode ser associado ao calor e ao conforto. Geralmente utilizada para representar sensação de ambiente acolhedor e seguro.

CRIAÇÃO E IMAGINAÇÃO: em desenhos mais criativos, o sol pode ser ilustrado de forma estilizada ou com características únicas, como olhos ou um sorriso. Isso pode refletir a imaginação da criança.

A LUA

É muito comum se deparar com esse elemento em desenhos infantis, mas ela pode indicar várias associações. Portanto, entender como esse elemento é percebido pela criança.

NOITE E SONHO: a lua é constantemente associada à noite e aos sonhos. Pode representar em ilustrações infantis a hora de dormir ou estar relacionada ao mundo dos sonhos da criança.

CALMA E REFLEXÃO: a lua é algumas vezes percebida socialmente como símbolo de calma e reflexão. Pode sugerir momentos de tranquilidade na vida da criança.

MUDANÇA E CICLO: como a lua passa por fases de mudança, o que pode sugerir relações com o conceito de ciclo e transformação.

É um elemento que como vários pode carregar sentidos distintos e como tal, considera-se importante sua associação com outros, somadas a perspectiva da própria criança em relação a sua representação.

AS ESTRELAS

DESTAQUE E BRILHO: as estrelas compõem e brilham no céu noturno e podem sugerir relações com a ideia de destaque-se ou ser especial.

ASPIRAÇÕES E ESPERANÇAS: em determinadas culturas, as estrelas estão associadas à realização de desejos. Nesse sentido, a criança pode usar estrelas para representar seus próprios desejos e até sua esperança.

CONEXÕES: quando as estrelas são apresentadas de forma espalhada no céu, sugerindo haver conexões, elas podem indicar relações importantes na vida da criança, como amigos, família ou pessoas que se relacionam com a criança.

A CHUVA

TRISTEZA OU MELANCOLIA: a chuva é frequentemente associada a dias cinzentos e quando apresentadas assim, pode ser indicar relações com a tristeza ou melancolia.

EXPRESSÃO EMOCIONAL: a criança pode usar esse elemento para expressar emoções como tristeza ou a necessidade de liberar sentimentos, como derramamento de lágrimas e a sensação de alívio após muito choro.

LIMPEZA E RENOVAÇÃO: de outro lado, a chuva também é vista, em algumas culturas, como um agente de limpeza e renovação. Podendo representar de modo análogo a um novo começo.

O ARCO-ÍRIS

DIVERSIDADE E UNIDADE: o arco-íris é composto por várias cores e pode estar relacionado com o tema diversidade. Pode representar essa mesma ideia, como percepções acerca da diversidade e da união das cores.

ESPERANÇA: como é socialmente, pode também ser apresentada no desenho infantil associada a ideia de esperança. Pode sugerir vislumbre de melhores dias ou esperança de que há algo positivo no horizonte.

BELEZA E MAGIA: o arco-íris é muitas vezes visto como símbolo de beleza e magia. Em alguns casos pode indicar questões relacionadas a contemplação da criança pela beleza da natureza.

AS NUVENS

IMAGINAÇÃO E FANTASIA: as nuvens aparecem geralmente para representar a imaginação e a fantasia da criança. A criança pode ver formas ou personagens nas nuvens e ainda criar histórias a partir delas.

ESTADOS DE HUMOR: o estado das nuvens (se apresentar com referências de climas, como ensolarado, nublado, tempestuoso) pode ser indicativo do estado de espírito da criança. Nuvens escuras podem sugerir relações com a tristeza, enquanto nuvens fofas e brancas podem indicar expressões de alegria.

AS JANELAS

CONEXÃO COM O MUNDO EXTERIOR: podem ser associadas com a conexão da criança com o mundo exterior. Desde representações que se referem a curiosidade, até o desejo de explorar o que está além do que sabe ou conhece.

PRIVACIDADE E PROTEÇÃO: também podem remeter a ideia de privacidade e proteção. A criança pode desenhar janelas fechadas que podem estar associadas a um desejo de se sentir segura e protegida.

AS FIGURAS HUMANAS

AUTOIMAGEM E IDENTIDADE: quando a criança desenha pessoas, podendo incluir além das figuras humanas, os autorretratos, podem estar relacionados a autoimagem e a sua identidade.

RELAÇÕES INTERPESSOAIS: a localização e a maneira que as figuras humanas estabelecem relação em um desenho podem representar as relações interpessoais da criança, como amizades ou dinâmica familiar.

AS FLORES

BELEZA E APRECIAÇÃO DA NATUREZA: flores são frequentemente associadas à beleza e à apreciação da natureza. A criança pode usar flores para expressar seu amor pela natureza.

DESENVOLVIMENTO: o ciclo de vida das flores, desde o broto à flor, representa de forma semelhante ao processo de crescimento e desenvolvimento, podendo simbolizar o crescimento e desenvolvimento da criança.

OS ANIMAIS

IDENTIFICAÇÃO E COMUNICAÇÃO: a escolha de animais específicos pode indicar a identificação da criança com esses animais ou sua forma de se comunicar com o mundo ao seu redor.

EMOÇÕES E COMPORTAMENTOS: alguns animais podem representar emoções ou comportamentos específicos. Por exemplo, um leão pode simbolizar coragem, enquanto um coelho pode sugerir timidez.

OS VEÍCULOS

MOBILIDADE E EXPLORAÇÃO: veículos, como carros, trens e aviões, frequentemente representam a ideia de mobilidade e exploração. Eles podem refletir o desejo da criança de se aventurar e descobrir coisas novas.

INDEPENDÊNCIA E CRESCIMENTO: a escolha de veículos também pode refletir o desejo da criança de crescer e se tornar mais independente.

AS MONTANHAS

DESAFIOS E OBSTÁCULOS: montanhas altas podem simbolizar desafios ou obstáculos a serem superados na vida da criança.

ESTABILIDADE E FUNDAÇÃO: montanhas sólidas podem representar uma sensação de estabilidade e uma base sólida na vida da criança.

O BARCO

AVENTURA E VIAGEM: barcos são frequentemente associados à ideia de aventura e viagem. Eles podem refletir o desejo da criança de explorar novos lugares.

TRANQUILIDADE E SERENIDADE: um barco à vela em um lago calmo pode simbolizar tranquilidade e serenidade.

SIGNIFICADO SUBJETIVO DAS CORES

1. Antes de prosseguir escreva (ou pense) a sua cor preferida:

2. Agora explique porque gosta desta cor:

3. Escreva (ou pense) agora na cor que menos gosta:

4. Agora explique porque não gosta desta cor:

5. Escreva na tabela a seguir pelo menos dois objetos ou duas situações positivas e negativas que vêm à sua mente quando lê as seguintes cores:

COR	ASP. POSITIVO	ASP. NEGATIVO
VERMELHO		
AMARELO		
AZUL		
LARANJA		
VERDE		
PRETO		
BRANCO		
ROXO		
MARROM		

ROSA/MALVA

CINZA

EMENTOS IMPORTANTES PARA ENTENDIMENTO E ANÁLISE

ORIENTAÇÃO

4º quadrante
As figuras realizadas neste quadrante podem indicar, entre outras coisas passividade e regressão emocional.
Ex.: "Eu era feliz e não sabia".

1º quadrante
As figuras realizadas neste quadrante podem indicar, entre outras coisas planos futuros, sonhos, estratégias de ação.
Ex.: "Eu vou conseguir vencer".

Centro
As figuras realizadas neste quadrante podem indicar, entre outras coisas equilíbrio neuropsíquico-motor, domínio próprio, segurança
Ex.: "Eu sei quem eu sou e em quem tenho crido".

3º quadrante
As figuras realizadas neste quadrante podem indicar, entre outras coisas fixação em um estágio primitivo, repressão, necessidade de voltar para si mesmo.
Ex.: "Se eu não cuidar de mim e da minhas coisas, quem cuidará?".

2º quadrante
As figuras realizadas neste quadrante podem indicar, entre outras coisas teimosia, impulsividade e desejos instintivos.
Ex.: "Nem tudo o que eu quero eu posso, mas eu vou tentar mesmo assim".

EMENTOS IMPORTANTES PARA ENTENDIMENTO E ANÁLISE

ORIENTAÇÃO

Em relação à localização na página, o consenso entre especialistas sobre o assunto determina algumas considerações gerais:

Metade superior

- Satisfação nas fantasias;
- Objetivos exagerados / inatingíveis;
- Tendência ao misticismo e espiritualidade;
- Necessidade de liberdade/fuga
- Consciência
- Dispersão / orientação para o abstrato

Temperamento sanguíneo

Lado esquerdo
- Saudosismo / Letárgico;
- Fixação ao passado;
- Regressão.
- Desejo de resgate / voltar a...
- Introspecção

Temperamento melancólico

Lado direito
- Visionário / Enérgico;
- Orientação para o futuro;
- Desejo/esperança de evolução;
- Desejo de conquista / realização
- Extroversão

Temperamento colérico

Metade inferior
- Satisfação na matéria;
- Objetivos concretos / realizáveis;
- Tendência ao materialismo;
- Necessidade de vínculos e estreitamento de laços afetivos
- Concentração / Orientação para o concreto

Temperamento fleumático

CAPÍTULO VIII

OBSERVAÇÃO E AVALIAÇÃO DO DESENHO

Existem certos temas ou elementos em desenhos de crianças que, se frequentemente presentes, podem chamar a atenção e levantar preocupações.

No entanto, é importante abordar essas preocupações com sensibilidade e buscar orientação adequada. Alguns sinais potenciais nos desenhos que podem ser preocupantes incluem:

- VIOLÊNCIA OU AGRESSÃO: desenhos que frequentemente retratam violência, lutas, ferimentos graves ou armas podem indicar que a criança está exposta a comportamentos agressivos ou está lidando com raiva e agressão.

- ISOLAMENTO OU SOLIDÃO: desenhos que retratam a criança sozinha, isolada, triste ou excluída podem indicar sentimentos de solidão ou isolamento social.

- IMAGENS ASSUSTADORAS OU MONSTRUOSAS: figuras assustadoras, monstros ou pesadelos recorrentes podem refletir ansiedade, medos ou preocupações da criança.

- AUTODESTRUIÇÃO: desenhos que mostram a criança se machucando de alguma forma podem ser um sinal de que a criança está lidando com emoções autodestrutivas.

- CONTEÚDO SEXUALIZADO OU INAPROPRIADO: desenhos que contenham imagens sexualizadas inadequadas para a idade da criança podem indicar que a criança foi exposta a conteúdo inapropriado.

- ISOLAMENTO DE FIGURAS DE AUTORIDADE: se uma criança frequentemente desenha figuras de autoridade, como pais ou professores, longe ou de forma negativa, isso pode indicar problemas nas relações familiares ou escolares.

- ESCRITA INCOMUM: se a criança escreve ou desenha palavras, frases ou símbolos que parecem estranhos ou inapropriados para a idade dela, isso pode ser um sinal de preocupação.

É importante notar que a presença ocasional de tais elementos nos desenhos de uma criança não é necessariamente motivo de preocupação. As crianças podem expressar seus sentimentos e preocupações por meio da arte de diferentes maneiras ao longo do tempo. Sempre pergunte e questione a criança e entenda o que representa cada elemento para ela.

No entanto, se esses temas são consistentes, intensos ou perturbadores, é aconselhável buscar orientação de um profissional de saúde mental infantil. Esses profissionais podem ajudar a entender o contexto e as preocupações subjacentes e oferecer apoio adequado à criança.

CAPÍTULO IX

OUTRAS ATIVIDADES: ROTEIRO DE APLICAÇÃO E CHECK LIST MODELO

OUTRAS ATIVIDADES: COLIRIDO COM TEMAS

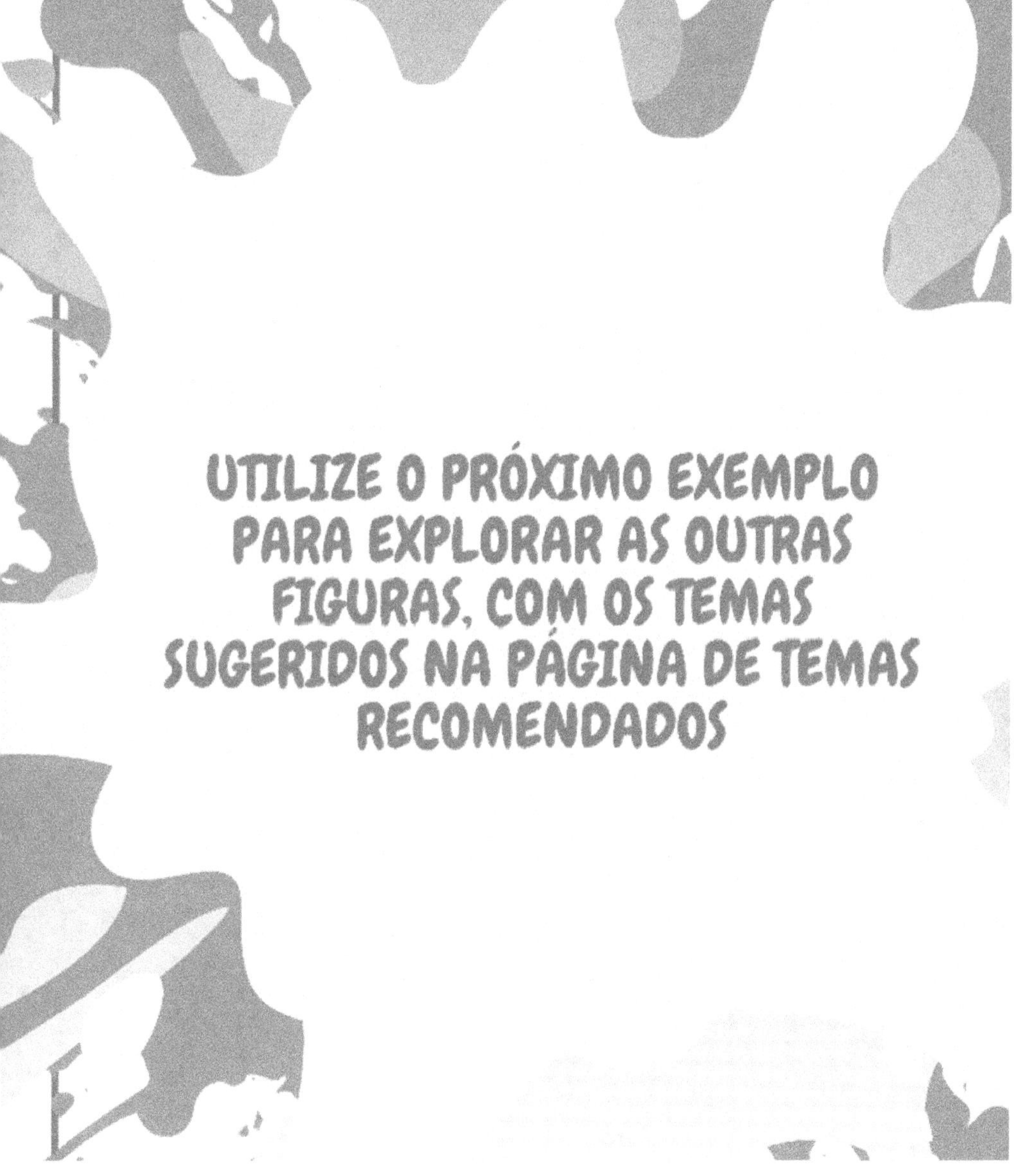
UTILIZE O PRÓXIMO EXEMPLO
PARA EXPLORAR AS OUTRAS
FIGURAS, COM OS TEMAS
SUGERIDOS NA PÁGINA DE TEMAS
RECOMENDADOS

Continue seguindo as orientações para que o resultado seja proveitoso e a experiência autêntica. Antes de propor a atividade, leia atentamente as etapas abaixo:

ETAPA 1: PREPARE

- É fundamental entender que a preparação vai desde a organização do ambiente, até as condições para que a criança esteja disposta e motivada.

- Após criar um ambiente adequado para criança ficar à vontade, informe que vocês irão colorir uma figura. Caso sua intenção seja explorar algum tema específico junto a criança, você pode selecionar várias figuras diferentes de um mesmo tema e apresentar as que você selecionou.

- Em seguida peça a criança que escolha aquela de sua preferência, apenas uma, mas que demonstre como ela está se sentindo.

- Deixe lápis para colorir de cores variadas.

- Outra opção é cortar ou picotar papeis de diversas cores e podem ser aqueles reutilizados, o importante é que tenham cores. Revistas antigas e outros materiais feitos de papel, são outras alternativas., agrupe-os separados por cor e trabalhe com colagem

ETAPA 2: OBSERVE E ESTÍMULE

Observe o comportamento da criança e estimule a criatividade, sem sugerir qualquer escolha ou expressar suas opiniões ou suas preferências, mesmo que ela pergunte, devolva a pergunta. Deixe que ela decida sobre as cores e a forma como irá colorir. Utilize as próximas páginas para fazer suas anotações daquilo que observou. Deixe que ela decida sobre as cores e a forma como irá colorir.

ETAPA 3: TOME NOTA

Faça uso as próximas páginas para registrar as informações colhidas e observadas. Para que a criança não entenda que você está anotando, é recomendado fazer uso das cores em uma outra folha ou o próprio livro, para conseguir depois identificar a ordem das cores escolhidas por ela.

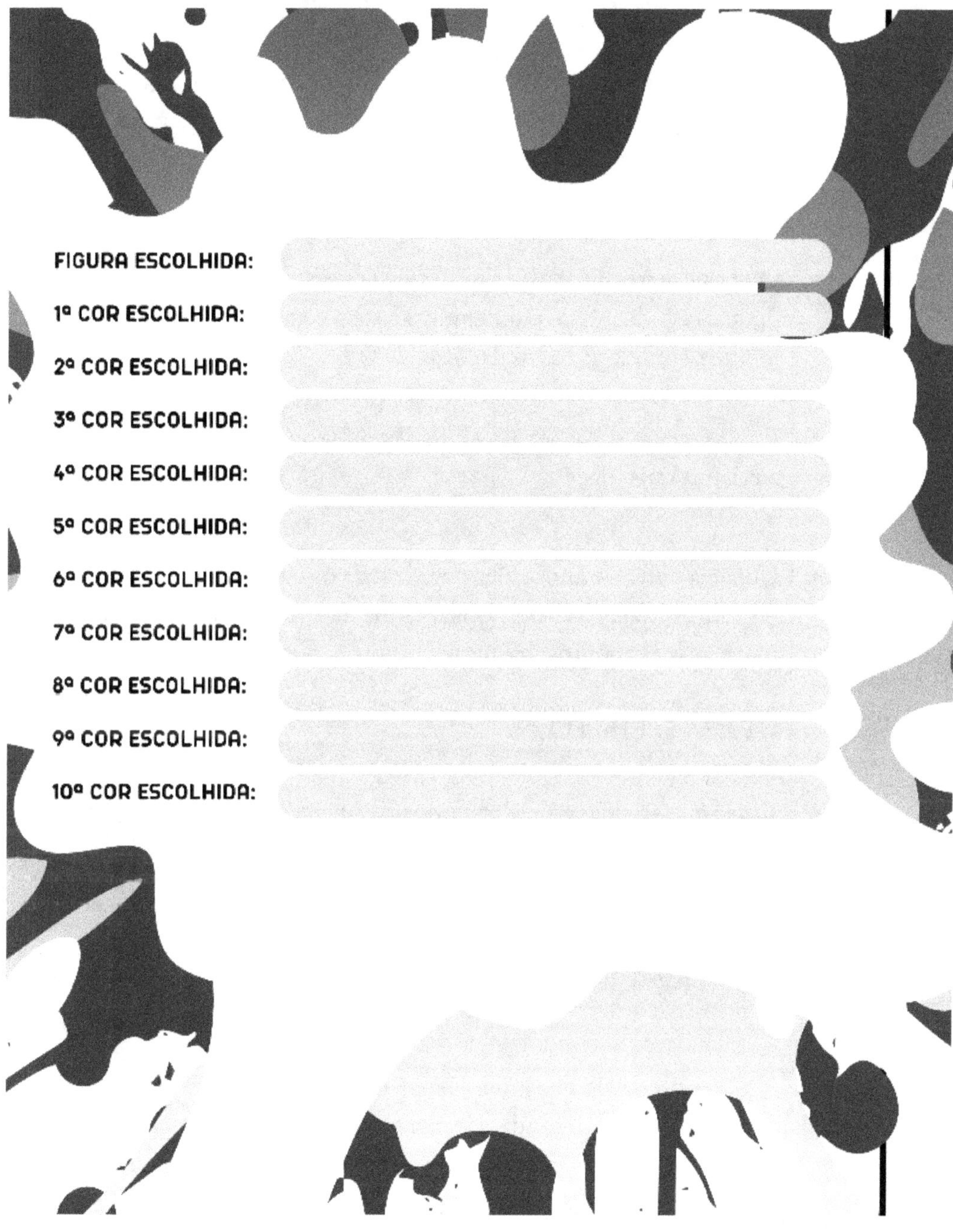

FIGURA ESCOLHIDA:

1ª COR ESCOLHIDA:

2ª COR ESCOLHIDA:

3ª COR ESCOLHIDA:

4ª COR ESCOLHIDA:

5ª COR ESCOLHIDA:

6ª COR ESCOLHIDA:

7ª COR ESCOLHIDA:

8ª COR ESCOLHIDA:

9ª COR ESCOLHIDA:

10ª COR ESCOLHIDA:

ETAPA 4: CONVERSE E PENSE

- Inicie uma conversa aberta sobre a atividade. Faça perguntas do tipo "como essa cor faz você se sentir?", sempre tentando abrir para mais perguntas e pedindo a criança que dê exemplo de situações que já fizeram ela se sentir assim.

- Ouça atentamente cada resposta dada pela criança e ainda faça perguntas adicionais para explorar seus sentimentos e pensamentos em relação as situações.

- Evite fazer suposições precipitadas ou tentar adivinhar o que a criança quis dizer.

- Utilize a parte de anotações para inserir os elementos que mais se repetem ou padrões observados nos desenhos, seja no traço, nos elementos, nas cores ou quais outros.

ETAPA 5: FINALIZE

- Encerre a atividade de forma positiva e pedindo o retorno da criança sobre sua percepção da atividade, o que ela achou, aproveite para reforçar os laços de confiança.

- Em outro momento, observe os padrões das respostas e utilize as informações a seguir para comparar os resultados.

Mas lembre-se de que a sua observação também deve ser comparada aos resultados e pensada a partir da subjetividade da criança, pois em todo ser humano existe uma subjetividade que precisa ser considerada e a maneira como a criança interpreta sua criação e suas escolhas devem ser levadas em consideração.

CAPÍTULO X

TEMAS RECOMENDADOS PARA CRIANÇAS ENTRE 2 E 6 ANOS

Utilize os temas recomendados para entender como a criança percebe ou se sente com relação a cada uma das figuras. Avalie todos os conceitos, como traço, cores e demais elementos que você aprendeu aqui e ao identificar nas análises as questões exploradas durante as atividades, espere que a criança confirme.

De alguma forma você já terá informações para atuar estrategicamente para contribuir no desenvolvimento da criança. Os temas abaixo podem servir como ideias, mas não deixe de considerar figuras que as crianças já viram ou tiveram contato.

1. **Alimentos:** incentive a criança a desenhar algum tipo de alimento, como fruta, legume, sobremesa ou prato.

2. **Fantasias:** com esse tema é possível acontecer de a criança criar relações de identificação com os personagens e associar com os elementos ou pessoas que conhece.

3. **Amigos:** incentive as crianças a descolorir amigos e atividades divertidas que eles fazem juntos, ou um desenho da própria criança brincando quando está sozinha.

4. **Transporte:** explore diferentes meios de transporte, como carros, motos, vagões e aviões.

5. **Aventura:** trabalhe a imaginação das crianças e as soluções que ela daria para os problemas da narrativa. Ela pode criar um desenho que conte uma história de aventura emocionante.

6. **Animais de estimação:** peça que pintem seus animais de estimação ou animais favoritos.

7. **Família**: incentive as crianças colorindo sua família. Incluindo membros da família e momentos que passam juntos.

8. **Natureza**: temas da natureza como flores, árvores e vida selvagem.

9. **Estações do ano**: é possível pensar em como a criança relaciona os elementos e as características de cada um através do desenho.

10. **Super-heróis**: podem sugerir seus próprios super-heróis, os criados por eles com as habilidades e características de sua escolha ou algum que conheça e se identifique. Explore mais ou perceber como a criança narra suas estórias e quais habilidades e características gostaria de possuir se fosse aquele super-herói.

11. **Esportes**: descubra o que as crianças gostam sobre esporte e busque trabalhar com os elementos associados ao esporte preferido e aquele com menor interesse. Você pode entender várias questões e ainda entender as experiências ligadas naquilo que demonstra sua preferência.

12. **Dia chuvoso**: peça um desenho de um dia chuvoso, como já se sentiu em dia assim ou até representar com desenho o que já fez em dias assim ou as ideias do que poderia fazer num dia chuvoso.

13. **Brinquedos**: desenho de seus brinquedos favoritos ou brinquedos imaginários.

14. **Aprendizados**: desafie a pensar em algo que aprendeu e desenhar como ela colocou ou colocaria em prática

15. **O melhor dia**: peça que ela pense qual foi o melhor dia da vida e desenhem uma cena desse dia.

16. **Jogos e brincadeiras**: é possível ilustrar elementos ou cenas que representem os jogos e brincadeiras.

17. **Animais de fazenda ou selvagens**: em algum momento a criança precisará ter acesso a essas figuras, como: a vacas, galinhas, cavalos, elefantes, leões, coelhos e ainda outros.

18. **Borboletas e insetos**: crianças costumam gostar muito de desenhar borboletas, joaninhas e outros insetos coloridos.

19. **Desenhos ou pinturas abstratas**: deixe as crianças aproveitar livremente formas e cores abstratas, a experimentação é uma porta para o conhecimento, mas é importante empregar um objetivo ou uma pergunta que pode ser respondida através da história contada pelo desenho.
20. Por último, mas não menos importante, **datas comemorativas ou** aquelas datas que de alguma forma sejam **significativas**.

Esses temas são apropriados para crianças entre 2 a 6 anos, pois são amplamente reconhecíveis, envolventes e adequados ao desenvolvimento cognitivo e emocional nessa faixa etária.

CONCLUSÃO

Não é preciso prova de qualquer ordem de que a pintura é uma ótima maneira de estimular a criatividade e a expressão das crianças nessas idades, basta apenas observar e comprovar pela própria experiência prática. Por isso é importante criar um ambiente de apoio, incentivo e constantemente monitoramento.

Este material não precisa ser lido todo de uma vez. É recomendo ler apenas o essencial ou cada capítulo por vez, mantendo sempre os registros feitos das atividades guardados e ao final, ter informações obtidas do processo realizado durante essa exploração, a fim de analisar os resultados e entender quais os encaminhamentos possíveis, além de quais investimentos serão necessários para estimular a criança e desenvolver suas habilidades.

Este livro é fruto de vários anos de estudos acadêmicos, de vasta experiência advinda da prática profissional e na reflexão sobre ela, sempre associada e sustentada pela teoria. Deste modo, cabe ressaltar que os estudos trazidos nas referências bibliográficas possuem grande reconhecimento, mas ainda há muitos outros que tratam do tema e, nesse sentido, o campo ainda fica aberta para pesquisas futuras e conteúdos que tratem do tema. Espera-se que sujam mais estudos para que possamos dispor de outras e mais ferramentas que auxiliem no desenvolvimento infantil.

O livro Análise do Desenho Infantil, como ferramenta exploratória, espera poder ter contribuído não só para fins de análise, mas também para construção de conhecimentos e de outras formas perceber o mundo, a partir do olhar da criança, como aquela que um dia fomos, não é objetivo projetar na criança aquilo que é expectativa do adulto. Com isso, de alguma forma, seguir o passo a passo poderá auxiliar no desenvolvimento da criança e ao mesmo tempo te ajudar a perceber que a criança é um outro ser, que tem algo de você, mas não é você!

ANOTAÇÕES

SINTETIZE AQUI

ANOTAÇÕES

ANOTAÇÕES

ANOTAÇÕES

ANOTAÇÕES

ANOTAÇÕES

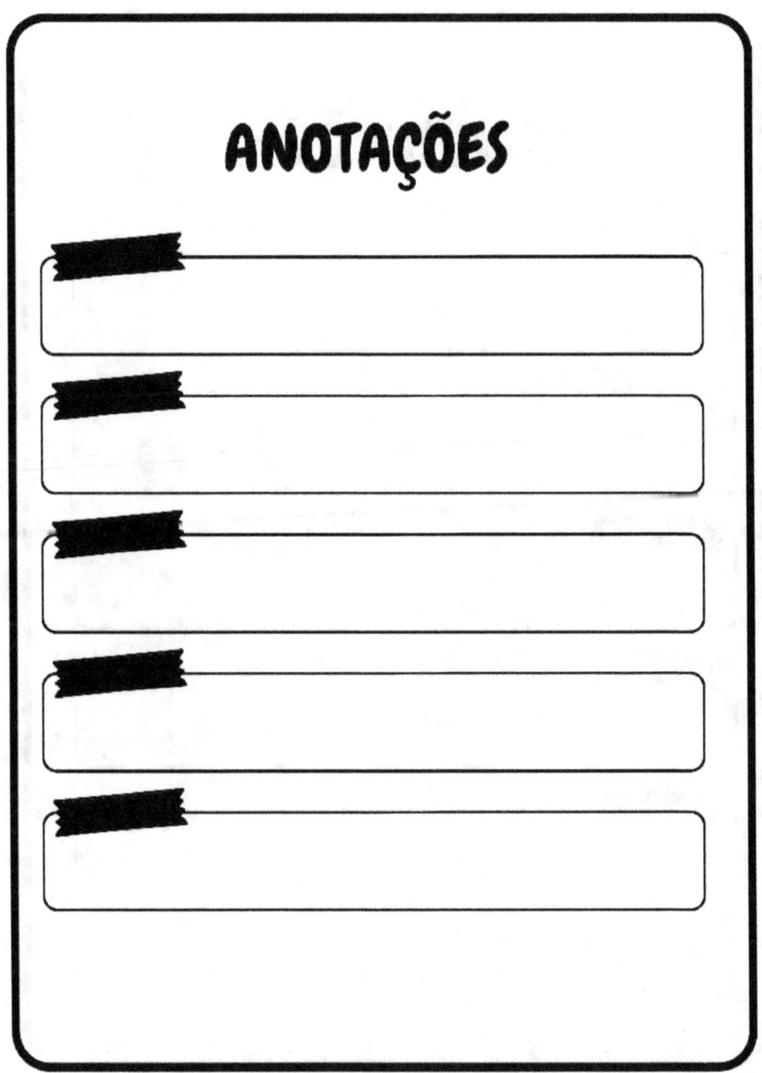
ANOTAÇÕES

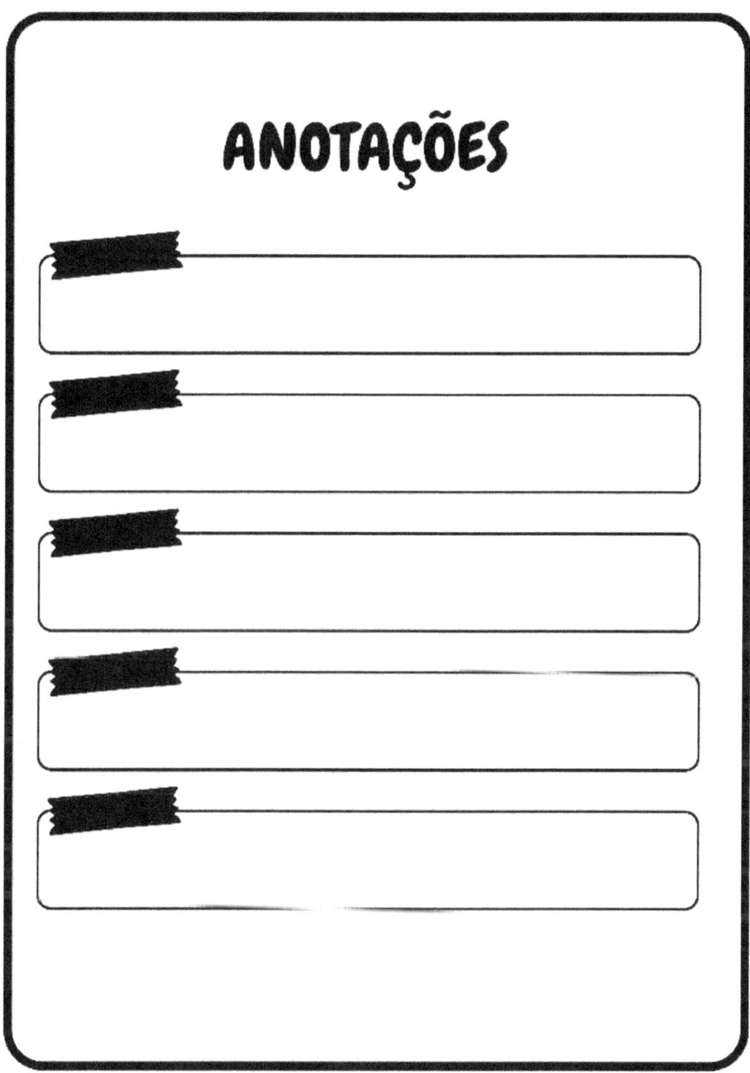

ANOTAÇÕES

ANOTAÇÕES

ANOTAÇÕES

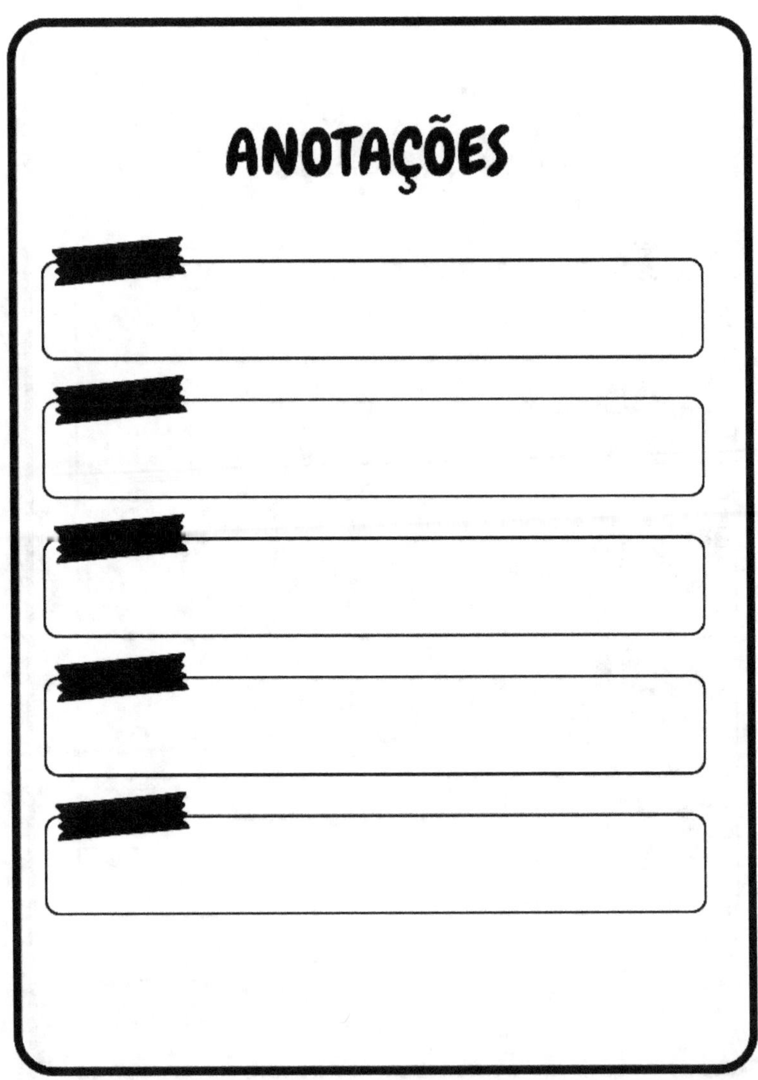
ANOTAÇÕES

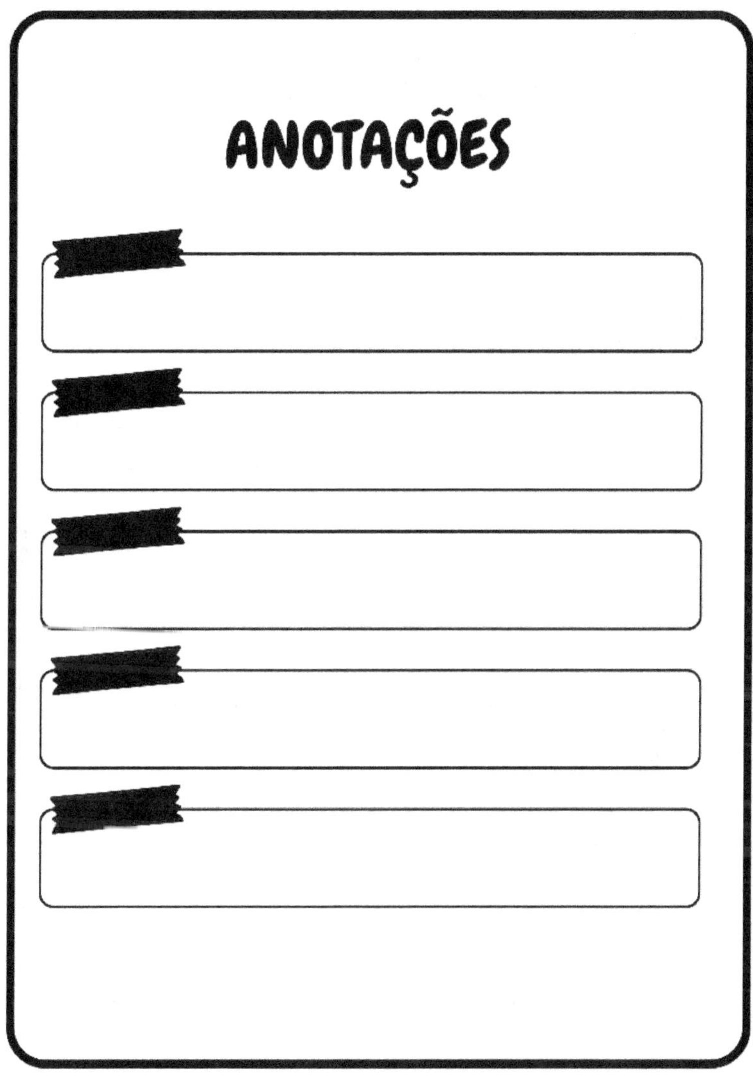
ANOTAÇÕES

ANOTAÇÕES

SOBRE O AUTOR

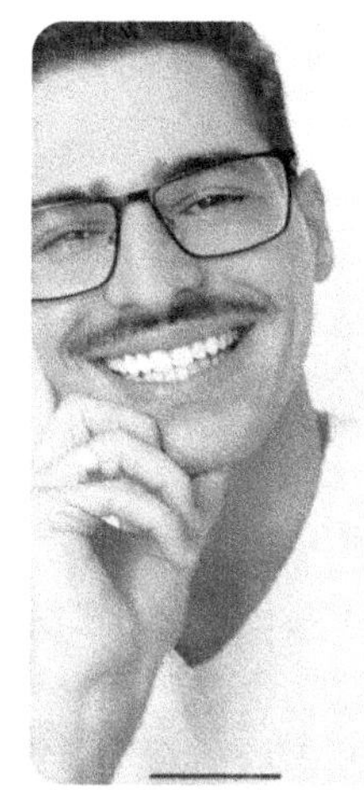

Marcos Vinícius Vieira Menezes, possui licenciatura em Pedagogia e bacharelado em Psicologia, fez pós-graduação Lato Sensu em Coordenação/Supervisão Pedagógica e pós-graduação Lato Sensu em Psicopedagogia Institucional.

É fundador e atualmente psicólogo do projeto de Clínica de Psicologia Psykhé. Tem experiência em atendimento clínico e experiência na área de Educação, com ênfase em Educação Profissional, Projetos Sociais e Gestão Educacional, em 2018 foi condecorado com a Comenda de Educação de Minas – pela Câmara Municipal de Belo Horizonte.

REFERÊNCIAS BIBLIOGRÁFICAS

Bedard, N. (2008). Como Interpretar os Desenhos das Crianças. Editora Cultrix

Cox, M. V. (1992). Desenho e Cognição: Estudos Descritivos e Experimentais dos Processos de Produção Gráfica. Editora Vozes.

Goodnow, J. J. (1987). A Criança como Artista: Pintura e Desenho na Infância. Editora Summus.

Kellogg, R. (1979). A Psicologia do Desenho da Criança. Editora Artes Médicas.

Lowenfeld, V., & Brittain, W. L. (1980). O Desenvolvimento da Capacidade Criadora. Editora Mestre Jou.

Machover, K. (1953). A Projeção da Personalidade na Pintura. Editora Agir.

Malchiodi, C. A. (2008). Compreendendo os Desenhos das Crianças. Editora Artmed.

Matthews, J. (1992). As Crianças Pequenas e os Livros Ilustrados. Editora Martins Fontes.

Piaget, J. (1962). Brincadeira, Sonho e Imitação na Infância. Editora LTC.